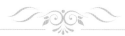

浮针医学患者读本

符仲华　窦锡彬　李　振　著

中国中医药出版社

·北京·

图书在版编目（CIP）数据

浮针医学患者读本 / 符仲华，窦锡彬，李振著 . —北京：
中国中医药出版社，2018.8
ISBN 978 – 7 – 5132 – 5154 – 9

Ⅰ.①浮…　Ⅱ.①符…②窦…③李…　Ⅲ.①针刺疗
法　Ⅳ.① R245.3

中国版本图书馆 CIP 数据核字（2018）第 180753 号

中国中医药出版社出版

北京市朝阳区北三环东路 28 号易亨大厦 16 层
邮政编码　100013
传真　010-64405750
河北新华第二印刷有限责任公司印刷
各地新华书店经销

开本 880 × 1230　1/32　印张 3　字数 70 千字
2018 年 8 月第 1 版　2018 年 8 月第 1 次印刷
书号　ISBN 978 – 7 – 5132 – 5154–9

定价　18.00 元
网址　www.cptcm.com

社 长 热 线　010-64405720
购 书 热 线　010-89535836
维 权 打 假　010-64405753

微信服务号　zgzyycbs
微商城网址　https://kdt.im/LIdUGr
官 方 微 博　http://e.weibo.com/cptcm
天猫旗舰店网址　https://zgzyycbs.tmall.com

如有印装质量问题请与本社出版部联系（010-64405510）

前 言

自 1996 年我发明浮针到现在已经有 22 个年头,回想起来,恍如昨日。幸运的是,这些年来,浮针一直在不断完善,不断进步之中。从最初的粗毫针,到浮针 FSN1.0,1997 年申请,到 2002 年浮针获得国家发明专利,进一步完善到现在的浮针 FSN5.0;从最初开办纯浮针诊所,到 2016 年成立世界中医药学会联合会浮针专业委员会;从 2000 年第一本浮针专著《浮针疗法》,到 2016 年《浮针医学纲要》;从最初的自己一个人做浮针,到现在从事浮针治疗的数万医生;从 2007 年从公立医院辞职出来成为个体医生,到 2017 年被北京中医药大学聘为特聘专家,再到 2018 年被广州中医药大学聘为客座教授。浮针经历了多个"化蛹成蝶"的艰难过程。

感谢广大患者给了笔者机会去实践浮针医学,提升浮针医学;感谢和笔者一起并肩奋斗从事浮针医学的同事、同行、朋友,给了笔者鼓励,和笔者一起探索,提升完善了浮针医学;也感谢这个伟大的时代,祖国的快速发展犹如一列"高速动车",我们的浮针医学也恰逢其时搭乘这辆"高速动车"一路奔驰,高歌前行!

这 20 多年来,我先后撰写出版了 4 部浮针专著:2000 年出版了《浮针疗法》,2003 年出版了《浮针疗法速治软组织伤痛》,2011

年出版了《浮针疗法治疗疼痛手册》，2016年出版了《浮针医学纲要》。这4本专著都是面向医生，比较专业和系统。临床过程中，经常有患者问到一些浮针医学的相关问题，比如什么是浮针？浮针疗法疼不疼？效果好不好？浮针治疗后要注意什么？等等，患者每问一次，笔者就得反复回答一次，于是就萌生一个想法，就是能不能针对患者朋友写一本浮针的科普读物。用通俗易懂的、图文并茂的方式来向患者介绍浮针医学，这样更有利于患者了解浮针医学，配合治疗，做好预防和康复，提高疗效。这个想法一直在笔者头脑埋藏着，直到2017年12月笔者到广西南宁出差，碰到了广西的浮针人窦锡彬和晏远彬，一起探讨浮针医学在广西的发展，他们也提出要编写一本针对患者的浮针医学读本，于是我们就详细讨论了这本书大体内容、章节，制定了编写计划，然后就着手撰写这本书。

经过紧张的撰写，终于完稿，可以赶在2018年8月德国的浮针医学年会前出版，为浮针医学年会第一次在海外举办献上一份礼物，也为患者朋友献上一份通俗易懂的读本。

本书的完成，离不开广大浮针人的帮助和支持，在此笔者表示由衷的感谢！尤其要感谢的是我们研究所的同事和我们教学专家组的成员——王文涛、贺青涛、于波、刘玉忠、李振、孙健、胡正喜、朱好松、赵鹏、张瑞杰，以及广西的浮针人窦锡彬、晏远彬、郑兴春、杨宗利等，他们为本书的撰写和修改，付出大量心血，提供了很多可行性的建议。感谢百色学院学生梁月锐，为本书创作漫画图。也要感谢右江民族医学院学生于雪滢、温钊红、李波，他们协助我们拍照，为本书提供了大量的插图。

符仲华

2018年5月于北京

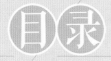

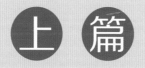

上 篇

浮针医学基本常识

一、什么是浮针医学?

　　浮针医学的前身是浮针疗法（Fu's Subcutaneous Needling, FSN）。因为浮针疗法不仅具有治疗作用，也有诊断作用，同时操作时还配合再灌注活动（Reperfusion Approach, RA），所以称为浮针医学。浮针疗法使用特制的浮针在皮下平行进针（图1-1-1、图1-1-2）并做大幅度扫散（图1-1-3），以通筋活络（图1-1-4），激发人体自愈能力，从而达到不药而愈的目的。主要用于治疗筋脉不舒、血滞不通所导致的颈肩腰腿疼痛和一些内科、妇科杂病。

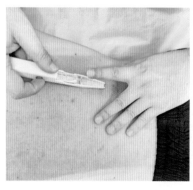

图1-1-1　浮针进针器进针

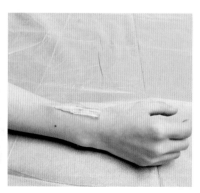

图1-1-2　浮针皮下刺

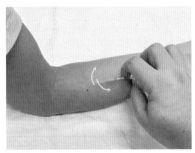
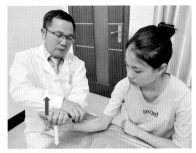

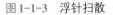

图 1-1-3　浮针扫散　　　　图 1-1-4　浮针治疗再灌注活动（肱桡肌）

浮针疗法是符仲华博士于1996年在第一军医大学工作期间发明（图1-1-5），并不断完善的特殊治疗方法，是传统医学与现代医学完美结合的产物，具有疗效快速、痛苦轻微、操作安全、无副作用、适应证广等优点。

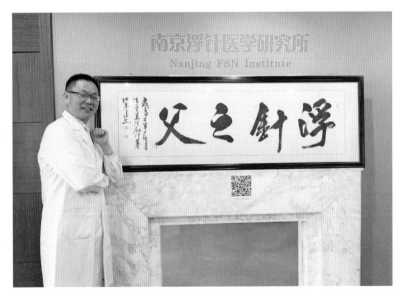

图 1-1-5　浮针发明人——符仲华博士

二、浮针长啥模样?

　　浮针是符仲华博士发明,并于1997年12月12日申请发明专利,2002年8月获得发明专利(专利号: ZL 97114318.8)(图1-2-1)。经过20年的不断改进与完善,现在使用的浮针为第五代浮针(FSN5.0)(图1-2-2)。浮针已进入国家中医药管理局分类目录,2017年1月获得欧盟CE认证,通过ISO13485认证;2018年3月通过美国FDA认证。

　　浮针是复式结构,分为三部分,即针芯针柄、软套管和保护套管。

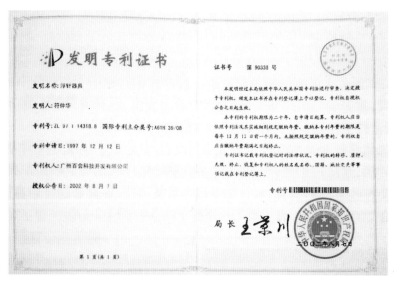

图1-2-1　2002年8月浮针器具获得专利发明证书

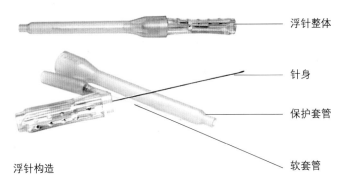

浮针构造

浮针整体

针身

保护套管

软套管

图1-2-2　第五代浮针（FSN5.0）

　　另外，医生在进针操作时，常常使用进针器（图1-2-3），帮助医生快速进针，从而减轻患者疼痛甚至追求操作无痛。

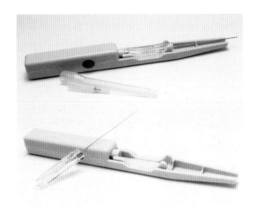

图1-2-3　浮针进针器

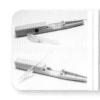

三、浮针疗法能治疗哪些疾病?

浮针疗法不用药物、不用手术,却常常获得**立竿见影**的临床疗效,让患者感到不可思议的神奇,也让越来越多的患者了解并乐于接受这个疗法,越来越多的医生学习并应用这个方法。那么浮针能治疗哪些疾病呢?

1. *颈肩腰腿痛类疾病* 大部分颈椎病、腰椎间盘突出症、慢性膝关节痛、落枕、网球肘、肩周炎、腰肌劳损、坐骨神经痛、梨状肌综合征、腱鞘炎、腕管综合征、扳机指、腰扭伤、足跟痛、踝扭伤等通常立即有效,1~3个疗程可获得满意疗效(图1-3-1、图1-3-2)。

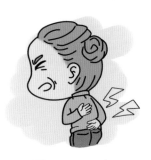

图1-3-1 腰痛

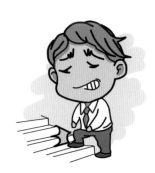

图1-3-2 腿痛

2. *呼吸科疾病* 对部分慢性、无痰少痰、刺激性干咳久咳(常常各种中西药效果不好的慢性咳嗽),慢性咽炎,哮喘,一部分胸闷气短等通常立即有效(图1-3-3、图1-3-4)。

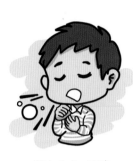

图 1-3-3 干咳

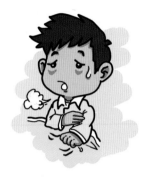

图 1-3-4 哮喘

3. **消化科疾病** 对慢性胃病、胆囊炎、呃逆、习惯性便秘、非感染的慢性腹泻、溃疡性结肠炎、肠易激综合征效果良好，常常1～3个疗程可获得满意疗效（图1-3-5、图1-3-6）。

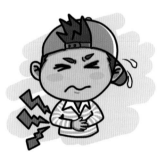

图 1-3-5 胃痛

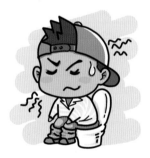

图 1-3-6 便秘

4. **神经内科疾病** 对慢性头痛、头晕、头脑昏沉等通常立即有效。对失眠、轻中度抑郁焦虑、顽固性面瘫效果较好（图1-3-7、图1-3-8）。

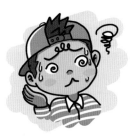

图 1-3-7　头晕

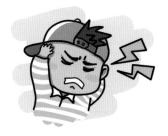

图 1-3-8　头痛

5. 泌尿系疾病　对前列腺炎、前列腺增生、漏尿、输尿管结石、小儿遗尿效果较好，通常快速有效（图 1-3-9～图 1-3-12）。

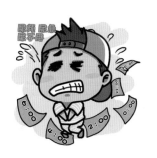

图 1-3-9　前列腺炎（增生）

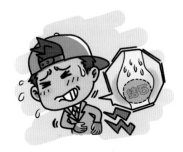

图 1-3-10　输尿管结石

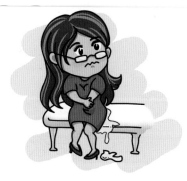

图 1-3-11　漏尿

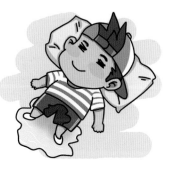

图 1-3-12　小儿遗尿

6. **风湿免疫疾病**　如股骨头坏死、早中期强直性脊柱炎、类风湿关节炎等，经过3～5次治疗可大幅度缓解疼痛，持续浮针干预能阻止骨头缺血坏死的进展（图1-3-13、图1-3-14）。

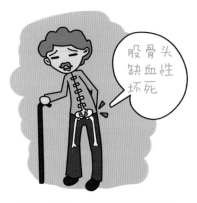

图1-3-13　股骨头缺血性坏死

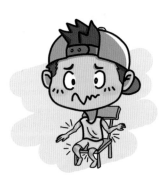

图1-3-14　风湿

7. **妇科疾病**　对乳腺增生的胀痛、不适感可迅速解除；对痛经可立即止痛；一部分乳腺结节经过3～5次治疗也会软化、缩小（图1-3-15、图1-3-16）。

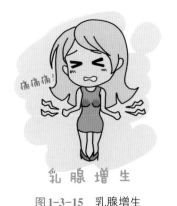

图1-3-15　乳腺增生

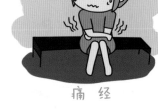

图1-3-16　痛经

8.其他 对中风后遗症、黄斑变性、肋间神经痛、痛风、糖尿病足、局部水肿、肢体麻木、冷症、小儿痉挛性脑瘫等疑难病症也有一定效果,甚至疗效出乎意料(图1-3-17)。

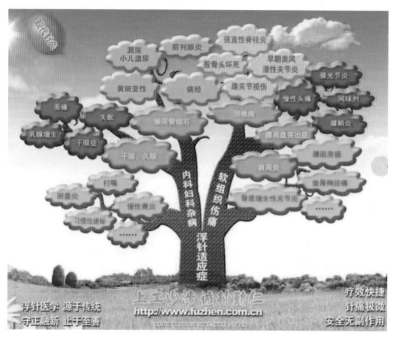

图1-3-17 浮针适应证树

四、浮针疗法有哪些特点与优点？

很多患者朋友对浮针疗法还不了解，往往提出这样的疑问：**浮针是传统针灸吗**？事实上，浮针≠传统针灸，但浮针来源于传统针灸，融汇了基础医学的解剖、生理、病理生理等多学科理论，逐步形成了现在的浮针医学，其理论、思维、方法等独具特色，与传统针灸有很大不同。读者可以通过下表（表1-4-1）的对比，来了解浮针的特点和优点。

表1-4-1 浮针与传统针灸的对比

	浮　针	传 统 针 灸
针　　具	一次性使用浮针	不锈钢针灸针
针刺部位	在患肌周围进针	在穴位处进针，扎入穴位
针刺深度	针刺单层，皮下平刺、浅刺	针刺多层，深刺到肌肉
针刺手法	左右摆动的扇形扫散	捻转提插摇
患者感觉	松软无阻力，一般无特殊感觉	有酸、麻、重、胀、沉感
留针时间	留管4～6小时，甚至更长	留针15～30分钟
肢体运动	配合再灌注活动	一般无肢体运动
理论依据	功能解剖、患肌、再灌注活动等理论	经络腧穴理论

综上所述，浮针疗法主要特点为：一是使用特制浮针；二是浮针治疗的靶器官是患肌；三是在皮下进针，扫散操作；四是配合再

灌注活动；五是治疗结束留管。这是浮针疗法区别于其他外治法的鲜明特点。浮针疗法有哪些优点呢？我们可以通过下表（表1-4-2）来了解。

表1-4-2　浮 针 优 点

疗　效	快	效果快捷确切，灵验可重复
安全性	高	皮下浅刺，安全无毒、副、反作用
疼　痛	微	疼痛轻微，甚或无痛
操　作	简	入门容易，操作简单
使　用	便	所需设备少，方便携带
费　用	廉	较其他手术、外治等方法费用更实惠便宜
理　论	明	理论完善成熟更加科学
病　种	多	适应证范围广

五、浮针疗法治病的原理是什么?

小小一根浮针,不找经络,不扎穴位,没有切割,没有剥离,仅仅在皮下来回拨动,就能帮你治好病,这到底**是什么原理**?

要搞清楚这个问题,我们先从要搞**清楚疾病是如何产生的开始**。中医最重要的医学经典《黄帝内经》提出**"生病起于过用,此为常也"**,意思是当人体的组织器官过度使用,或情志变化过于激烈,超出了人体承受能力、代偿能力时,机体就会发生疾病。比如现代颈椎病、腰椎病特别多发,就是人们在工作中,经常使用电脑手机,久坐久站,长时间低头驼背弯腰看电脑(图1-5-1)、看手机;或者生活中的一些不良姿势,如跷二郎腿、长时间看电视、葛优躺(图1-5-2)、躺着看书报等,使我们颈、肩、腰、背的肌肉过度使用,得不到休息调整而导致了疾病的发生。我们以颈椎病、腰椎病为例(图1-5-3)。

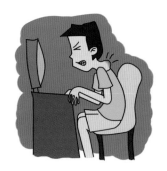

图1-5-1　长时间低头驼背弯腰看电脑

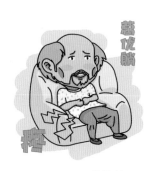

图1-5-2　葛优躺

长时间伏案工作,颈部肌肉过度使用,僵硬痉挛,导致颈椎病

长时间斜躺,姿势不良,腰部肌肉过度使用,僵硬痉挛,导致腰椎病

生病的原因:
是人体的器官过度使用

图1-5-3　生病的原因

人生病的机制和过程,可以概括如下。

1. 人体的肌肉分布于全身,肌肉约占人体体重的40%,**肌肉外层被疏松结缔组织(即浅筋膜)包绕**,肌肉通过肌腱韧带附着在骨头、关节上,肌肉内或肌肉间,也分布着丰富的动脉、静脉、淋巴管、神经,可以说肌肉是人体最大的器官(图1-5-4、图1-5-5)。

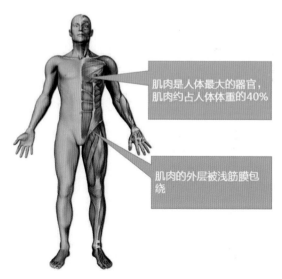

肌肉是人体最大的器官,肌肉约占人体体重的40%

肌肉的外层被浅筋膜包绕

图1-5-4　肌肉结构(一)
(修自www.quanjing.com/imginfo/plain94505.html)

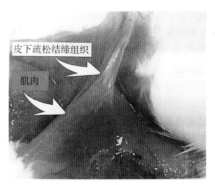

皮下疏松结缔组织（浅筋膜）分布全身，像一
张网将肌肉包绕，并将全身肌肉紧密连接

图1-5-5　肌肉结构（二）

2. 当肌肉长时间保持一个姿势或不断重复一个动作，导致肌肉因过度使用而损伤，这样就会造成肌肉的紧张僵硬，形成患肌。患肌影响局部组织血供，从而引发疼痛，或者肌力下降和活动障碍。

3. **僵硬的肌肉会压迫穿行其中的血管、神经、淋巴组织**。压迫动脉，则该动脉供应的相关器官会因血供不足而产生疾病，如头晕、头痛、耳鸣、痛经、肢体发凉怕冷等；压迫静脉、淋巴组织的话，则血液、淋巴液回流不畅，会形成静脉曲张、水肿等；压迫神经的话，会产生麻木、无力等相关的神经症状（图1-5-6）。

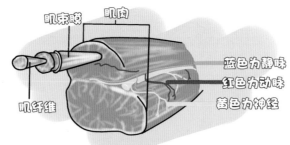

图1-5-6　肌肉结构（三）

4. 变硬的患肌会压迫到邻近的器官，如胸背部肌肉产生患肌，影响到肺或气管，可出现干咳、哮喘等；如影响到心脏，可出现胸闷心慌；如影响到乳腺，可出现乳腺增生疼痛；如腹部肌肉产生患肌，影响到胃肠，可出现胃痛、便秘、腹泻等；如影响到膀胱输尿道，则可出现尿频、尿急、尿不尽、尿等待、尿分叉等症状；如影响到子宫，可出现痛经等。我们用图表总结如下（图1-5-7）：

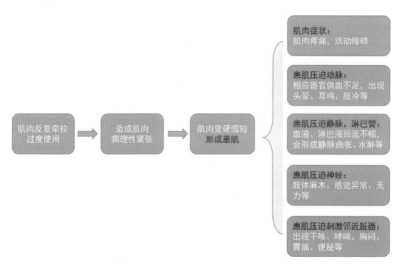

图1-5-7　患肌形成后产生的症状

5. 患肌通过肌腱附着在骨头上或关节处，肌肉的持续紧张会对附着处产生持续长久的牵拉，造成附着处的缺血缺氧，进而引起关节处的疼痛和痛在骨头的感觉。其实这种疼痛和骨头、关节没有什么关系，解除了肌肉的紧张，也就改善了附着处的供血，疼痛也就解除了（图1-5-8）。

为了让大家能更好地理解肌肉和骨头的关系，请大家看图1-5-9和图1-5-10。

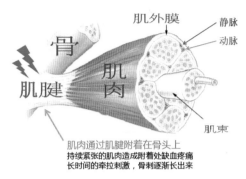

图1-5-8 肌肉持续紧张对肌腱附着处的影响

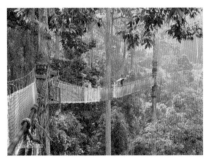

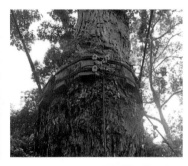

图1-5-9 树与树间用钢索连接,形成空中走廊(钢索如同肌肉,树干如同骨头)

图1-5-10 树干长期受到钢索的牵拉刺激形成粗隆结节(如同骨质增生)

这是湖北浮针人路志术医生到西双版纳望天树景区拍到的两张图片,在景区的热带雨林内设有空中走廊项目,就是在高达近百米的树干上,用钢索将树连接起来,形成一坐树林中的空中悬索桥,供游人在上面参观游览。我们看图片,由于每天有大量游客在桥上行走,悬索桥的负荷通过钢索传导到钢索与树干结合处,树干不断被牵拉,反复刺激,而导致局部形成粗糙隆起的结节。

换做我们人体来说,树干就相当于骨头,钢索就相当于肌肉,肌肉附着在骨头上,由于肌肉的持续紧张,这种不良刺激会导致肌腱附着处周围成骨细胞增多、破骨细胞减少,出现局部的异常骨

化，也就是骨质增生，形成了骨刺。也就是说：骨刺是**长期持续紧**
张的肌肉拉出来的。我们以前认为疼痛是骨刺引起的，其实骨刺
的成长是个非常缓慢的过程，在这个漫长的过程中，人体早已适应
了它的存在，而且骨头上没有末梢神经，根本感知不到疼痛，反而
骨刺就像盔甲一样在保护着我们的骨骼。所以，要解决骨刺的问
题，归根结底，还是要解决肌肉的问题。

综上所述，导致人体疼痛等一系列症状的根本原因是**患肌**，浮
针治疗的目标就是解除患肌，由患肌导致的疼痛、功能障碍、麻木、
头痛、头晕、肢冷、咳喘、便秘等症状就能缓解（图1-5-11）。

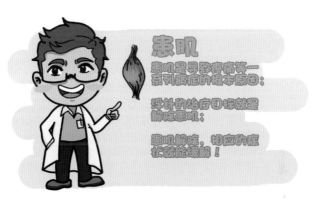

图1-5-11　浮针治疗的目标

那么，浮针如何解除患肌呢？浮针是通过两个关键环节来解
除患肌，**一是扫散，二是再灌注活动**（图1-5-12）。

扫散　将浮针刺入患肌周围的皮下层，进行左右大幅度牵拉皮
下疏松结缔组织的扫散，通过生物电的反应，使变硬痉挛的肌肉得
到放松，供血得到改善，肌肉内走行的血管、神经的压迫得到缓解。

再灌注活动　配合运动肢体的再灌注活动，将邻近器官组织
的新鲜血液快速泵到受损组织，从而改善局部缺血缺氧状态，相应

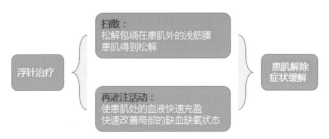

图1-5-12　浮针治疗过程示意图

的疾病和症状就能改善。

　　我们打一个比方，当一块田地很久没有耕种护理，这块**田地就会板结硬化**，就长不出庄稼。为了修复这田地，我们的农民兄弟首先用锄头松土，然后再进行浇水，经过一段时间的养护，这块田地就能修复，就能长庄稼了。患肌就像板结的田地，我们用浮针治疗过程中，扫散就是用锄头松土，再灌注活动就是浇水，这样我们患病的肌肉就得以恢复。

　　也如同农村耕田，水田里有很多水，可是依然要耕田（图1-5-13），是因为土地板结，水分不能进入，就需要先把水田耕松，水渗入泥土里，水田饱含水分，才容易生长庄稼。这与浮针的扫散作用几乎完全一致：通过扫散，放松紧张僵硬的肌肉，使得穿行于肌肉中的血管不再受压，血流不再受阻。

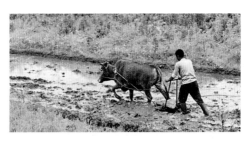

图1-5-13　耕田图

（修自 http://dp.pconline.com/cn/photo/list_1450459.html）

六、浮针如何操作?

　　我们的患者第一次来做浮针治疗,往往有疑问和担心,**浮针是怎么扎的? 会不会很疼?**

　　要解答这两个问题,我们从大家比较熟知的针灸、针刀说起。我们的患者大多听说或了解过针灸、针刀的治疗,针灸的操作往往是直刺到肌肉的深部,然后医生持针进行捻转、提插、摇的操作,使患者获得酸、麻、胀、重的感觉;针刀的操作往往是直刺到肌肉、肌腱深部,进行切割剥离。可见,不管是针灸,还是针刀多是**直刺**到组织深部(图1-6-1)。而浮针操作和针灸、针刀的操作完全不同,浮针**平刺**入皮下(图1-6-2),即浮针与皮肤是平行的,然后医生持浮针进行左右摆动牵拉皮下疏松结缔组织的扫散操作,可见浮针的操作是独具特色的。

　　扎浮针首先要穿过皮肤,真皮层有丰富的神经末梢,刺入皮肤的瞬间会感觉疼痛,为了减轻这个疼痛,我们医生往往**用进针器**

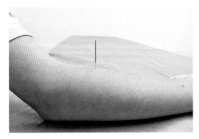

图1-6-1　针灸直刺

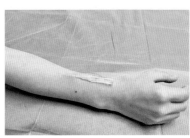

图1-6-2　浮针平刺

辅助快速进针，从而尽可能减少患者的疼痛，大多数甚至无痛。其次，浮针平刺入皮下层，这层内没有神经末梢，所以运针时感知不到疼痛，遗憾的是，这层内有稀疏的小静脉，静脉外壁分布有神经末梢，所以进针的过程中如果碰到这些小静脉血管，就会有些疼痛，幸好，这种概率不是很高（图 1-6-3）。总的来说，扎浮针疼痛轻微或无痛，很多患者朋友扎浮针是没有什么感觉的，大家尽可放心治疗。

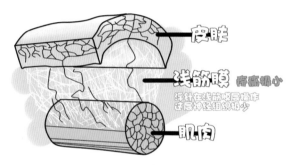

图 1-6-3　浮针进针层次示意图

浮针的具体操作步骤分为 4 步：持针、进针、扫散、留管。

1. 持针　医生将浮针装入进针器，然后手持进针器快速进针（图 1-6-4）。

2. 进针　一般以 20° 左右进针，针体刺入皮下后，将针体放平，水平推进到针体末端，皮肤表面可见线状隆起，进针平顺，患者无酸胀麻痛感觉（图 1-6-5）。

3. 扫散　进针完毕，将针尖退入软套管中，软套管固定卡槽，拇指、中指夹持针座，示指、无名指左右摆动，使针体作扇形扫散运动。一个进针点扫散两百次，一般不超过两分钟（图 1-6-6）。

4. 留管　操作结束，把金属针芯拔出，将软套管留置皮下，贴胶布固定。留管也是浮针治疗的重要环节，目的是为了维持疗效。

一般留管4~6小时，留管结束患者可以自己拔出软管，或让家人
帮忙拔出，拔管后一般不会有出血，如有出血用棉签压2~3分钟
即可（图1-6-7、图1-6-8）。

　　相信我们的患者朋友听到将软管留置在皮下时，大都会产生
抗拒心理，感觉把软管留在体内岂不是很痛？会不会影响我们的
生活行动？其实，**留管不会产生疼痛不适**，因为我们是把细软的
套管，平行地留到皮下，是绝对安全可靠的，不会造成疼痛不适，
也不会影响我们的行动，正常的生活活动是感觉不到软套管的存
在的。

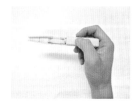　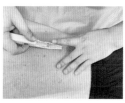　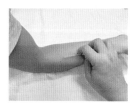

图1-6-4　持针　　　　图1-6-5　进针　　　　图1-6-6　扫散

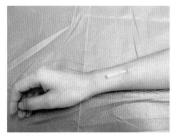　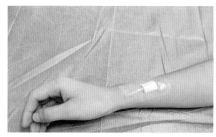

图1-6-7　皮下留管（细软的塑　　图1-6-8　胶布固定留管（4—6个小时即
料软管，通常无痛感）　　　　　　可取下）

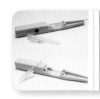

七、什么是浮针疗法的再灌注活动?

前面我们谈到,浮针治疗过程中一是扫散,二是配合肢体活动的再灌注活动,那么**什么是再灌注活动呢**?

正常的器官组织要维持良好的功能状态,必须要有良好的血液循环,良好的血液循环为组织细胞提供充足的氧和营养物质,并排出代谢产物。如果因为某种原因造成局部血管受压,血液循环受阻不通畅,局部组织器官就缺血缺氧,代谢废物也得不到有效的排出,就会引起局部组织器官的功能性障碍或器质性损坏,从而导致相应的症状和疾病(图1-7-1)。就如同我们去量血压,要用气压囊套住胳膊,然后加压,如果气压囊压迫手臂的血管时间过长,血液流通不畅,通常我们的手就有发麻的感觉(图1-7-2)。

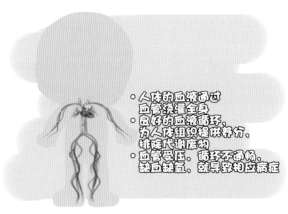

图1-7-1 血液循环及血管受压产生病症示意图

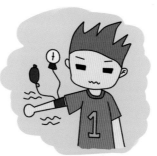

举例：量血压气囊压迫手臂血管时间太久，
血液流通不畅，手就会发麻

图1-7-2　量血压导致血管受压示意图

　　缺血就需要改善血循环，改善缺血状态最简单的方法就是**将邻近组织器官的新鲜血液快速输送到缺血的局部组织**，使得局部组织得到血液灌注，重新建立良好血液循环。就比如下图，左边的鱼缸缺水了，鱼儿就面临死亡的危险，最快的解救方法就是从右边邻近的鱼缸取水过去（图1-7-3）。

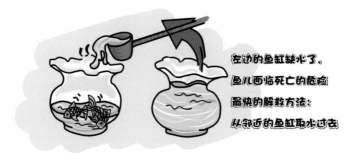

左边的鱼缸缺水了，
鱼儿面临死亡的危险
最快的解救方法：
从邻近的鱼缸取水过去

图1-7-3　鱼儿缺水图

　　那么问题就来了，我们如何做到将邻近组织器官的新鲜血液快速输送到缺血的局部组织的呢？**这就需要患者按照医生的指令，做相关肢体的活动，这种活动我们称为"再灌注活动"。**

　　为更好地理解再灌注活动，我们的患者朋友可以亲自做一个小实验：将自己的手用力握拳再放开，会看到手掌的肤色由白变红。当我们用力握拳时，我们手掌肌肉及血管受到挤压，导致局部血液循环不畅，肤色变白，当我们松开拳时，压力迅速解除，血液快速灌注回来，肤色就变红了，而且会比原来的肤色更红一些，这种颜色的变化就说明血液流动的速度在加快。这样肌肉的：收缩（缺血）—放松（充血）—收缩（缺血）—放松（充血），这就是再灌注活动的机制（图1-7-4）。

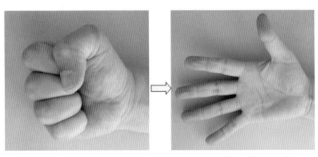

握拳试验：手用力握拳再放开，手掌的肤色由白变红。过程分2步：
1、用力握拳—肌肉收缩—局部缺血（掌心肌肉受到压迫）—肤色变白
2、松开拳时—肌肉舒张—局部充血（周围血液灌注回来）—肤色变红

图1-7-4　再灌注活动示意图

　　再灌注活动是浮针治疗的重要环节，也是**浮针疗效保证的翅膀**，医生设计得好，患者配合得好，再灌注活动往往起到事半功倍的作用，大大提高疗效。因此我们的患者朋友在浮针的治疗过程中，不能仅仅盯着针，也要充分重视再灌注活动，配合医生的指令，充分理解并按照医生的动作示意，努力做好再灌注活动。这样医生与患者相互协调配合，就能完成享受一次完美的浮针治疗，就能达到预期的效果。

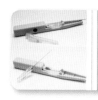

八、浮针治疗的次数与疗程是多少?

　　浮针医生在治疗时,通常把握一个"上工少涉"的原则,就是好的医生都是用尽量少的干预措施,选择对人体最小伤害的方式来治疗疾病。针刺次数越少越好,能一针解决的不扎两针,能两针解决的不扎三针,能一次治愈的不治两次,能两次治愈的不治三次。我们会尽最大努力让患者尽快地康复,这是我们追求的方向,也是我们对患者负责的态度,但也请大家尊重科学,人体组织的修复不是一蹴而就的,需要一个休养生息的过程,对于一些病程较长或伴有其他疑难问题的患者,治疗的次数可能会相对多一些(图1-8-1)。

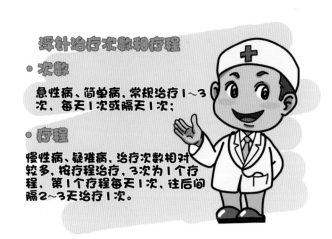

图1-8-1　浮针治疗次数与疗程

1. *治疗次数*　急性病、简单病常规治疗1～3次,每天1次或隔天1次,由医生根据实际情况确定。

2. *治疗疗程*　对于一些慢性病、疑难病的治疗,如股骨头坏死、顽固性的腰椎间盘突出症等,治疗次数往往就比较多,我们就按疗程进行治疗,3次为1个疗程,第一个疗程往往每天1次,连续治疗。往后间隔2～3天治疗1次,或看疗效的情况,由医生确定。

另外,我们有些患者朋友,经过浮针治疗症状消失后,要求多治疗一两个疗程以巩固疗效,理论上来讲没有这个必要,因为目前我们还没有发现浮针疗法有预防作用,如果经过浮针治疗,相关患肌消除,病痛完全消失了,就无须再做治疗。

九、浮针治疗的程序特点

　　浮针治疗的整个过程我们一般分为上下半场治疗,上半场治疗后请患者活动、候诊半小时左右,观察治疗效果或体会残余不适。没有问题,即可治疗结束。如果还有问题,我们再做下半场治疗,从而最大程度地解决患者的病痛。(图1-9-1)

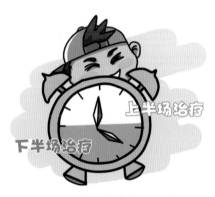

图1-9-1　浮针治疗分上下半场

十、浮针治疗有哪些注意事项？

（一）哪些情况不宜进行浮针治疗？

1. 有严重传染病、恶性病、身体极度虚弱、急性炎症感染、发热的患者，**浮针治疗几乎无效**，不建议浮针治疗。

2. 有凝血功能障碍、自发性出血倾向导致损伤后出血不止的患者，比如血友病患者，不宜用浮针治疗。

3. 近期做过拔罐（图1-10-1）、刮痧，或者贴过膏药（图1-10-2）、涂过红花油等刺激性外用药，肤色有明显变化的，往往浮针治疗的效果不好，暂时不宜进行浮针治疗，等局部皮肤状态恢复正常，就适合用浮针疗法了。

4. 局部近期打过封闭，或长期口服激素的，浮针治疗效果差，也不宜用浮针疗法治疗。

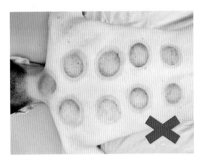

图1-10-1　拔罐

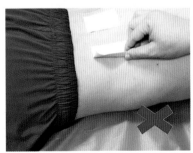

图1-10-2　贴膏药

5. 孕妇患者一般禁忌浮针治疗（图1-10-3）。

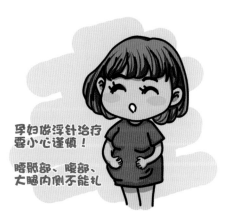

图1-10-3　孕妇扎浮针要相当慎重

6. 过于饥饿、疲劳、紧张的患者，容易晕针，也不宜浮针治疗。

7. 肢体浮肿时（图1-10-4），治疗效果不佳，可改用其他方法治疗。

8. 皮肤有感染、溃疡、瘢痕或肿瘤的部位，不宜针刺（图1-10-5）。

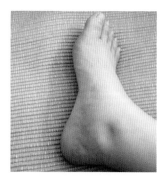

图1-10-4　肢体水肿

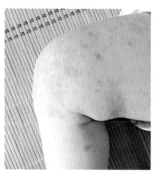

图1-10-5　皮肤有感染

（二）治疗前要做好什么准备？

在做浮针治疗前，我们的患者朋友做好下面的准备，那么我们的治疗过程就更舒心顺畅，有利于诊断治疗。

1. 携带最近拍摄的X线片、CT片、MRI片（图1-10-6），如果近期没有拍摄，可先来诊，再由医生决定是否需要拍摄。

2. 携带尽可能多的病历资料，尤其是近期的化验单（图1-10-7）。

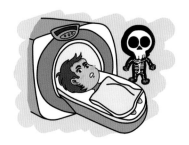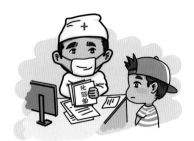

图1-10-6　拍片　　　　　　图1-10-7　检查化验单

3. 请穿宽松柔软的衣服裤子（图1-10-8），以方便医生操作治疗。

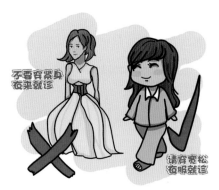

图1-10-8　穿着宽松衣服就诊

4. 女性患者来诊时，尽量不要穿紧身裙子，这样对背部、腰部、腹部的治疗就十分不便（图1-10-8）。如需做头颈部治疗，请带胶圈或夹子将头发扎好。

5. 治疗前没有进食，肚子比较饿的患者，请先进食一些东西，休息片刻再做治疗，以免出现晕针的情况。

6. 有些患者朋友第一次做浮针时，因为担心怕痛而紧张。事实上浮针治疗疼痛轻微甚至无痛，所以我们的患者朋友可以消除紧张情绪，放松肌肉，放心治疗。

（三）治疗过程中要注意哪些问题？

1. 治疗时，如果患者朋友还是紧张，请调节呼吸，缓缓进行深呼吸，调节放松情绪。

2. 治疗时，请患者朋友按照医生的嘱咐，摆好相应的治疗体位，并尽量放松肌肉，以便医生触摸患肌。

3. 在操作过程中，如在进针、扫散或做再灌注活动时，如有疼痛不适，不要强忍着，请及时告诉医生，以便医生及时做出调整。

4. 在做再灌注活动时，请正确理解医生的指令，或按照医生的示范，做好再灌注活动（图1-10-9）。

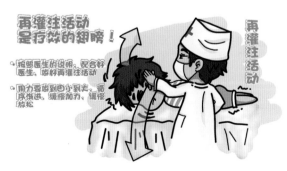

图1-10-9　再灌注活动示意图

5. 另外，患者做再灌注活动用力的大小，要根据自己身体的强弱、病情的情况、自己的耐受程度来决定用多大的力。同时用力要做到由小到大，循序渐进，缓慢加力，缓慢放松。

6. 浮针的治疗分上、下半场，上半场治疗后让患者留管观察，看还有什么问题，下半场再做处理，目的是让患者以最短的疗程得以康复（图1-10-10）。

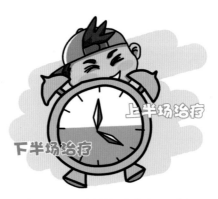

图1-10-10 浮针治疗分上、下半场

（四）治疗后留管要注意什么？

治疗结束后我们会把软管留在皮下，用胶布固定，留管的目的是为了保持疗效。患者不要担心，留管质软，而且就在皮下，不会对您有任何伤害。留管注意事项如下（图1-10-11）。

1. 治疗后留管，极少部分患者会出现皮下青紫瘀斑，这是皮下微量出血，一般不用处理，它可以自行消退，不用紧张。就如同拔罐出现的瘀斑，可以自行吸收消退，不用特殊处理。

2. 留管的患者，可以做适当的活动，但不要做剧烈运动：一是剧烈运动容易使胶布松脱，影响软套管的固定；二是剧烈运动，出

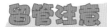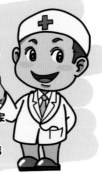

- 留管是塑料软管，平行留在皮下，不会引起疼痛
- 留管不影响生活工作，但不要做剧烈运动
- 留管局部保持干燥，不要湿水
- 留管4～6小时后，可以自己或让家人拔出来，如有渗血，用棉签压片刻
- 取出管后15分钟，就可以洗澡啦

图1-10-11　留管注意事项

汗较多容易打湿针眼，容易造成感染；三是剧烈运动，出汗过多，局部皮肤体液代谢过快，会影响治疗效果。

3. 留管期间，针刺局部避免碰水，保持干燥，防止感染。

4. 留管期间，少数患者感觉留管处刺痛，原因多为留置皮下的软套管移动触及刺激到血管，出现这种情况，患者可以自己拔出软管，或让家人拔出。

5. 留管期间，局部有异常感觉时，不要紧张，大多为胶布过敏所致，可以自行撕去胶布，拔出软管。同时，下次就诊时告知医生，改用其他胶布固定。

6. 留管后取管，自己要准备好一支棉签，将软管直接拔出后，如有渗血，用棉签将渗血挤出，然后按压针眼2～3分钟即可。

7. 取管后，进针点的针孔很细，一般很快消失，不必处理。

8. 取管15分钟后即可洗澡冲凉。

十一、浮针治疗后病情复发的常见原因有哪些?

浮针治疗取效后,有的患者朋友就以为大功告成,万事大吉了,没有改变一些不良的工作生活习惯和不良姿势,过一段时间病情又复发了,这样就前功尽弃了。为此,我们要高度重视治疗后的调整锻炼,以及改变不良生活方式和工作习惯,纠正及避免一些容易导致疾病复发的因素。

(一)常见复发因素

1. 不注意保暖,贪风受凉 比如睡觉吹空调、吹风扇、睡凉席,容易诱发颈椎病、腰椎病、关节痛等病症;女性冷天依然穿低领装、无袖装、短裙,使颈部、肩部、膝盖长时间受凉,容易诱发颈椎病、肩周炎、膝关节痛,这也是颈椎病、肩周炎、膝关节痛女性多发的原因之一(图1-11-1、图1-11-2)。

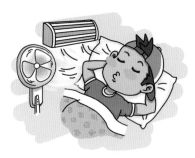

图1-11-1 长时间吹空调、风扇

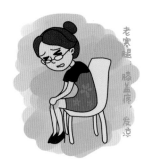

图1-11-2 天凉穿短装

2. **不良习惯和姿势**　如长期睡床过软过硬、枕头过高、跷二郎腿、躺着看手机看电视、葛优躺、长时间散步逛街、爱穿高跟鞋等，都容易诱发颈肩腰腿痛疾病（图1-11-3、图1-11-4）。

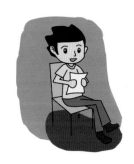
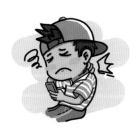

图1-11-3　经常跷二郎腿　　　　图1-11-4　长时间低头看手机

3. **过度娱乐，过度劳作**　打麻将、玩扑克、看电视、沉迷网络、织毛衣、十字绣、长时间伏案工作、久坐久站久行等，这些都容易造成肌肉的过度疲劳，诱发疾病（图1-11-5、图1-11-6）。

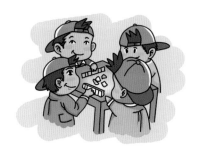
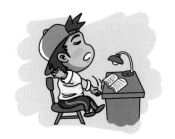

图1-11-5　过度娱乐　　　　　图1-11-6　长时间工作

（二）血液环境不良

另外，我们要注意血液环境不良，往往会影响浮针的治疗效果，也容易造成疾病复发。血液环境不良是指血液指标不良、血液成分异常、营养不足，常见有：

1. **急慢性炎症**　各种急慢性感染疾病,比如病毒性感冒、结核性胸膜炎、风湿性关节炎等,血细胞分析中的白细胞（WBC）计数异常,中性粒细胞（NEUT）、血沉（ESR）、C反应蛋白（CRP）等指标升高,都会影响浮针治疗效果（图1-11-7）。

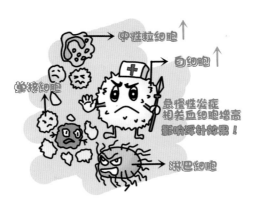

图1-11-7　急慢性炎症影响浮针效果

2. **贫血和低血糖**　贫血和低血糖容易造成代谢功能下降,血细胞分析中的红细胞计数（RBC）、血红蛋白（Hb）、红细胞压积（HCT）、血糖（Glu）等指标降低,使组织细胞修复减慢,影响浮针治疗效果（图1-11-8）。

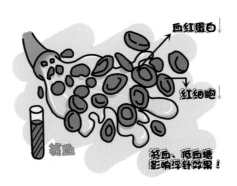

图1-11-8　贫血、低血糖影响浮针效果

3. 内分泌失调及代谢性功能异常　比如甲亢、甲减、糖尿病、痛风等疾病,造成血液中三碘甲状腺原氨酸(T3)、甲状腺素(T4)、血糖(Glu)、血尿酸(BUA)等指标异常,都会影响浮针治疗效果,应在治疗前予以纠正(图1-11-9)。

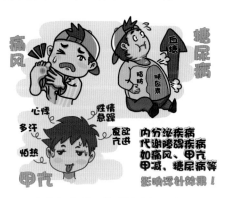

图1-11-9　内分泌失调及代谢性功能异常影响浮针效果

4. 营养物质缺乏　如果患者比较虚弱,消化吸收不好,维生素或矿物质缺乏,如B族维生素、维生素C、铁、钙、镁等缺乏,都会造成组织修复缓慢,浮针治疗的效果也会打折扣。所以,对于一些比较瘦弱的患者、有慢性消耗疾病的患者、老人小孩等,如果患者病情反反复复,我们也要考虑维生素或者矿物质是否缺乏,给予检查,进行适当补充(图1-11-10)。

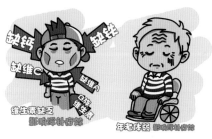

图1-11-10　营养物质缺乏及年老体弱影响浮针效果

十二、大家对浮针容易产生哪些错误认识？

浮针是近几年才逐渐被大家所了解。大家对浮针的认识和理解并不太深，加上大家原有的一些思维模式，对浮针往往容易产生一些错误的认识。我们在临床的过程中，总结了几个患者朋友经常提到的，对浮针认识错误的问题。

（一）浮针只能治疗表浅的简单的疾病

我们的浮针治疗只在浅表的皮下操作，我们有的朋友就认为：病在深，就得打深，病在浅，就得打浅。打得深，就能治疗深部疾病。打得浅，就只能治疗浅部疾病。**这是一种错误的观点。**

大家先看下面两张橘子的图片，大家经常吃橘子，橘子的表皮为橘皮，橘皮内白色的网状筋络称为"橘络"，橘络直接通到橘子的中心，橘络将橘皮与每块橘肉紧密联系，是水分和营养输送的通道，是橘子赖以生长的重要结构（图1-12-1、图1-12-2）。

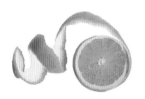

图1-12-1　橘络与橘皮（一）

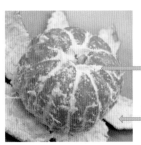

橘络

橘皮

图1-12-2　橘络与橘皮（二）

　　换做人体而言，我们打个比方，橘皮就是人体的皮肤，橘肉就是肌肉，橘络就是皮下的疏松结缔组织。

　　皮下疏松结缔组织分布于全身，是人体自愈力的载体，就像一张网一样将肌肉包绕，并将全身肌肉器官紧密连接。通过浮针刺激皮下疏松结缔组织，可以影响到肌肉和深层器官，不论是邻近肌肉，还是远处肌肉，不论是深部肌肉，还是表浅肌肉，都能通过疏松结缔组织相互影响和相互调节，从而间接地调节到肌肉里及肌肉间的血管与神经，治疗相应的病症（图1-12-3）。

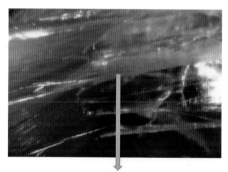

疏松结缔组织
将全身肌肉相互连接、紧密联系

图1-12-3　疏松结缔组织
（修自 http://blog.sina.com.cn）

　　因此，浮针不单可以治疗表浅和简单的病症，而且可以治疗与肌肉相关联的深部的疑难的病症。**大量的临床病例说明，我们用浮针治疗的病例，大部分是各大医院解决不了或者不愿意处理的顽固病例及疑难病例，并且大多都取得了令人难以置信的效果。**

（二）浮针疗法只有近期的效果

　　浮针疗法有一个鲜明的特点，就是立竿见影，当场见效。因为这个特点,大家就对浮针疗法抱有很高的期望值,以为当场见效了,疼痛就不会再犯。一旦问题反复了,就对浮针失望,认为这种方法只是临时止痛,没有长期效果。**这也是一种错误认识。**

浮针对于大多数急性缺血性疼痛,例如急性腰扭伤、落枕等,多数治疗1次就可以获得比较好的效果。但对于慢性疼痛、疑难病痛,如腰椎间盘突出症、颈椎病、肩周炎、股骨头坏死等,因为病程较长,涉及的肌肉众多,病因复杂,而且组织的修复需要时间,经过治疗后疼痛暂时缓解了,但并不等于组织完全修复了。我们**以颈椎病为例**,经过浮针治疗后,通常有两种结果(图1-12-4)。

1. 复发 患者患有颈椎病,出现颈肩疼痛及手麻的症状,经过浮针治疗后,疼痛消失,手麻症状得到缓解。患者以为症状缓解

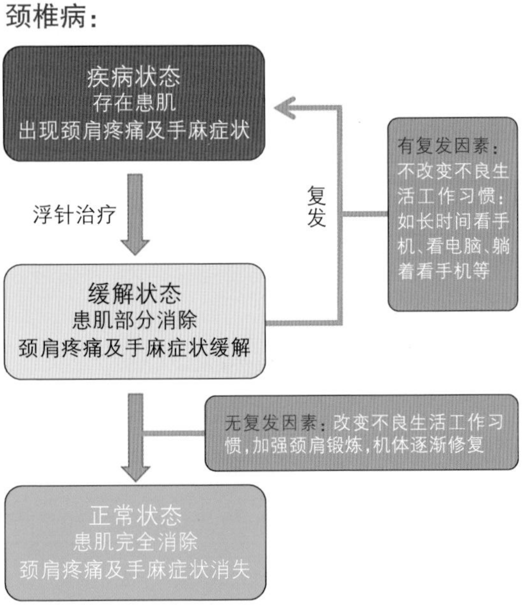

颈椎病:

图1-12-4 浮针治疗颈椎病的两种结果

了，大功告成了，没有改变一些不良的工作生活习惯，如回家了依然长时间低头看手机、长时间看电脑电视、长时间吹空调吹风扇等，不注意预防与康复锻炼，这样就很容易导致疾病的复发。

2. *痊愈*　患者经浮针治疗后，症状缓解，治疗后听从医生的嘱咐，改变导致颈椎病的一些不良的生活习惯和工作习惯，养成良好的工作、休息、锻炼习惯，加强颈肩部的康复锻炼，这样颈椎病就得到了痊愈，恢复到正常的状态。

事实上，不管你用什么方法治疗颈椎病，针灸也好，牵引也好，小针刀也好，甚至是手术，通过这些方法治疗，症状得到缓解。如果患者不注意纠正一些不良的生活习惯和工作习惯，那么颈椎病一样会复发。因此，不管是任何一种治疗方法，医师的治疗固然重要，但要想获得长期巩固的治疗效果，预防和康复就更重要，就是我们常说的"**三分靠治疗，七分靠自己**"。

因此，对于慢性疑难病痛的治疗，我们要看到它的治疗和康复是需要过程的，在首次治疗后获得了良好的即时效果，说明这个病就是浮针的适应证，治疗的方向也是对的，我们应坚定治疗信心，按时按疗程做好治疗，并按照医生的嘱咐，做好预防和康复锻炼，就会取得长期满意的效果。

十三、浮针进展

浮针近20年来取得的一些进展列表如下（表1-13-1）。

表1-13-1　浮针进展

时　间	进　　展
1996年6月	符仲华博士发明浮针疗法
1996年9月	广东省委机关报《南方日报》首次报道浮针
1997年2月	符仲华博士撰写的第一篇浮针论文《浮针镇痛验案举隅》，发表在《针灸临床杂志》
2000年8月	符仲华博士撰写的第一部浮针专著《浮针疗法》，由人民军医出版社出版
2001年10月	浮针疗法获得解放军医疗成果二等奖
2002年8月	符仲华博士发明的浮针针具获国家发明专利
2011年3月	符仲华博士撰写的《浮针疗法治疗疼痛手册》，由人民卫生出版社出版
2011年6月	国家中医药管理局把浮针收录为"国家基层中医药适宜技术项目"
2012年7月	浮针疗法入编全国高等中医药学校本科教材（十二五教材）《刺法灸法学》
2013年1月	浮针疗法入编外国教材 *Trigger Point Dry Needling: An Evidence and Clinical-Based Approach*
2016年10月	符仲华博士撰写的《浮针医学纲要》，由人民卫生出版社出版
2017年2月	浮针针具已获得欧盟CE认证（CE是安全合格标志，属于强制性认证，在欧盟市场自由流通必须加贴"CE"标志）
2017年9月	浮针被国家食品药品监督管理总局纳入《医疗器械分类目录》2018年3月，浮针通过美国FDA认证

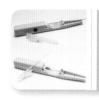

十四、选择浮针治疗的5个理由

经过以上的介绍，我们的患者朋友已经对浮针疗法有了比较全面的了解，现在我们来总结一下浮针疗法的优势和好处，这也是我们选择浮针治疗的理由。

1. *疗效快* 浮针对于大部分适应证的治疗，通常效果就马上显现出来，我们的患者可以现场实实在在地感受到，从而让我们快速建立起治疗的信心。就不用像其他的一些治疗方法，治疗后要观察几个小时、十几个小时或更长时间，才知道是否有效果。

浮针治疗的速效性，是经过全国乃至全世界几万浮针医生，以及几百万患者治疗证实了的，也经过相关官方媒体如央视、人民网现场治疗确证报道了的（图1-14-1）。

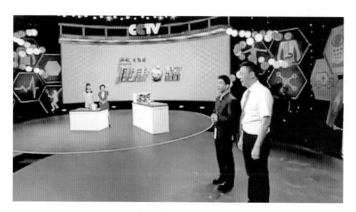

图1-14-1　2017年6月3日中央电视台10套《健康之路》栏目邀请符仲华老师做浮针专题介绍

2. 疼痛轻微　我们使用进针器快速进针，可以很大程度地减轻患者疼痛感，做到疼痛轻微或无痛。我们很多患者朋友在扎浮针时，都还没感觉浮针已经扎进去了，只是有皮肤在动的感觉，所以大家尽可放心治疗（图1-14-2）。

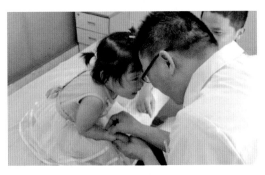

图1-14-2　小朋友愉快地接受浮针治疗

3. 安全　浮针操作只在皮下，这一层里没有重要的脏器、血管、神经，所以是非常安全的，甚至比推拿按摩还安全，推拿按摩的一些手法，技术要求很高，对方向、角度、力度要把握得很好，比如对颈椎、腰椎的扳法，力度、角度把握不好，很容易造成严重的医疗意外或医疗事故。而浮针发明20多年来，没有出过一起医疗事故和医疗纠纷（图1-14-3）。

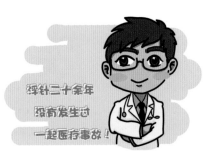

图1-14-3　浮针安全性值得信赖

4. 治疗费用相对便宜　浮针治疗是一对一的服务，追求高效，而且治疗的大多是复杂顽固的病症，常常被建议动手术的病症，总体收费物有所值。不仅仅直接收费少，患者花费的时间也少，因为误工带来的损伤也少（图1-14-4）。

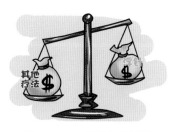

图1-14-4　浮针物超所值

5. 系统正规　符仲华博士发明浮针以来，只专注于浮针研究，在临床中只用浮针给患者治疗（完全不用一粒药，不用任何其他方法），经过20余年不断的专注研究和积累，形成了比较系统完善的浮针医学理论体系。

到目前为止，查找到的正式出版的浮针相关知识、文献等达到4000多条，发表浮针有关论文900余篇，出版过4部浮针专著，获得过3项发明专利，入编高校教材，获得国家中医药管理局、国家食品药品监督管理总局及欧盟和美国的相关认可认证，因此浮针疗法是一项系统正规的治疗技术（图1-14-5）。

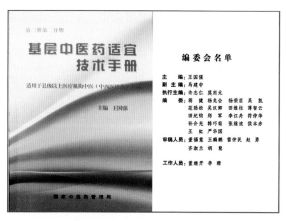

图1-14-5　浮针疗法纳入《基层中医药适宜技术手册》

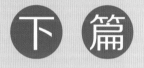

常见病的预防与康复

一、颈椎病

颈椎病是我们生活中很常见的病,资料调查显示,全国60岁以上老人中,82%患有颈椎病,50～60岁人群中患病率为71%。而且,颈椎病日趋年轻化,我们青少年也不能幸免,20～40岁的青壮年颈椎病患病率高达59%。如此高的发病率,我们不得不防。

(一)颈椎病有哪些表现

颈椎病不单单是颈椎有不舒服,常常还伴有头、五官等部位不适的一些症状,颈椎病是一个综合的症候群(图2-1-1)。

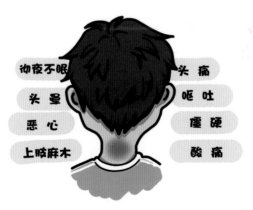

彻夜不眠　头痛　头晕　呕吐　恶心　僵硬　上肢麻木　酸痛

图2-1-1　颈椎病

如果有以上的这些症状,请大家及时到医院就诊,医生通过拍片、体格检查及结合你的临床症状可以确诊。

（二）造成颈椎病的原因是什么？

慢性劳损　慢性劳损是颈椎病发病的主要原因，不良的习惯和姿势，过度劳动工作，过度娱乐，缺乏运动，都常常导致肌肉的慢性劳损（图2-1-2～图2-1-6）。

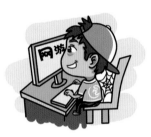

图2-1-2　沉迷网络

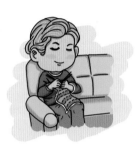

图2-1-3　长时间低头工作

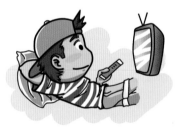

图2-1-4　躺着看电视

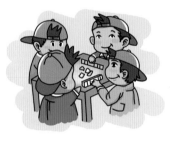

图2-1-5　长时间打牌玩麻将

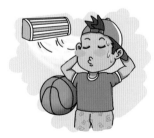

图2-1-6　贪凉

（三）颈椎病如何做好预防与康复锻炼?

通过浮针治疗相关症状得到控制后,后期的康复锻炼对于疗效的巩固和预防复发,都有十分重要的作用。如果我们帮您把颈椎病治愈后,你不改变你的一些不良习惯和姿势,依旧长时间低头看手机打网游,依旧躺着看电视,颈椎病可能又会复发。所以,我们的患者朋友,请务必要充分重视治疗后的生活工作方式的改变和康复锻炼,除了纠正和避免上面所提到的引起颈椎病原因外,还要做好下面几项简单实用的康复锻炼,颈椎病就会逃之夭夭了。

1. **脖子保暖与枕头高低适宜**　要穿有领的衣服,这样我们的脖子能保暖,不枕过低或过高的枕头,不贪凉,如在空调房间和睡凉席时要注意保暖。

2. **少看手机**　少看手机,或看手机时,看一会就边看边转动脖子。

3. **仰头望掌**　尽力拉伸颈前部及项部肌肉,做3~5次,保持5~10秒钟(图2-1-7)。

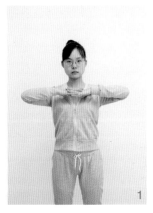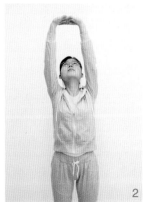

图2-1-7　仰头望掌

4. **颈项争力** 尽力拉伸颈侧部及肩部肌肉,做3~5次,每次保持5~10秒钟(图2-1-8)。

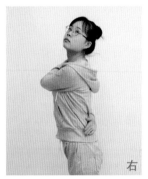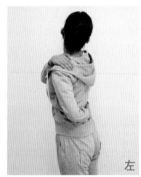

图2-1-8 颈项争力

5. **左右拍肩** 左右拍肩各100下(图2-1-9)。

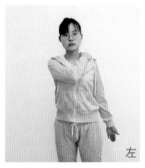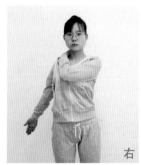

图2-1-9 左右拍肩

6. **提肌** 左右手交换拿捏颈项部两侧肌肉,拿捏的力量最好可以使得原本低下的头可以被动地抬起。拿捏时请上下移动,不要在一个位置反复进行。早中晚各拿捏数分钟即可。

7. **游泳** 特别是自由泳有助于颈椎病的康复。

颈椎病康复锻炼的动作注意事项:避免长时间;避免一个姿势;避免暴力;避免快速。

二、网球肘

网球肘，专业名称"肱骨外上髁炎"，表现为肘部外侧疼痛，多见于打网球、乒乓球等从事反复前臂屈伸运动的人，所以俗称"网球肘"。另外，经常扫地、炒菜、抱小孩的妇女、木工、钳工、装修工等反复用力做肘部运动的人，也容易得这种病，因其工作时需要经常旋转前臂和屈伸肘关节，长期劳损而发病，是典型的慢性劳损综合征。

（一）网球肘有哪些表现？

"网球肘"发病缓慢，刚开始多为肘关节外侧酸痛，手臂无力，这种酸痛感可以向上或向下。逐渐加重后，患者通常手不能用力抓握，日常的一些活动如拧毛巾、织毛衣、端水瓶、提拿重物都会使疼痛感加剧。同时肘外侧部有局限性触痛、活动痛，"网球肘"通常不影响肘关节伸屈，但前臂旋转活动时疼痛加重，严重时甚至伸指、伸腕、拿筷子、用钥匙开门等动作都会引起剧烈疼痛（图2-2-1～图2-2-3）。

网球肘的诊断比较简单，医生通过你的症状，再做几个专科活动检查，就可以做出诊断。

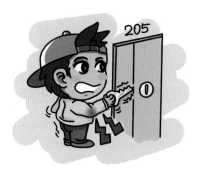

图2-2-1 拧钥匙时肘部疼痛

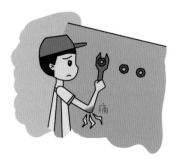

图 2-2-2　拧螺丝肘部疼痛

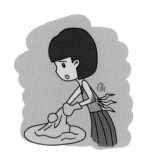

图 2-2-3　洗衣服肘部疼痛

（二）造成网球肘的原因是什么？

网球肘是典型的由于过度使用肌肉而引起的，是前臂反复屈伸、旋转，前臂相关肌肉持续紧张，导致缺血缺氧而形成的。

（三）网球肘如何做好预防与康复锻炼？

因为网球肘是过度使用肌肉引起，所以网球肘的康复最重要的就是休息，尽量减少前臂的活动，避免任何重复的伸肘、屈肘、旋肘、提重物的活动。

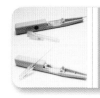

三、肩周炎

又名"五十肩""冻结肩"，如得不到及时有效的治疗，会严重影响患者生活质量，比如：不能脱穿衣服、刷牙、梳头等。

（一）肩周炎有哪些表现？

肩周炎（图2-3-1）常见于40岁以上的中老年人，女性多于男性，起病缓，病程长。

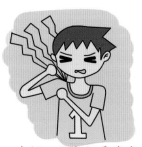

症状：逐渐加重疼痛，各个方位的功能障碍

图2-3-1　肩周炎的表现

（二）肩周炎如何做好预防与康复锻炼？

1. 肩部保暖　肩周炎患者平时一定要注意肩部的保暖，睡觉时肩部要盖严实，避免肩部外露，尽量穿有袖子的衣服，避免吹空调、吹风扇，不要睡凉席，不喝寒凉冷饮。

2. 叉腰摇肩　两手叉腰,顺时针、逆时针摇肩各15～30次（图2-3-2）。

3. 背后拉手　双手伸向背后,健侧手握住患侧手,将患侧手向对侧斜上方牵拉15～30次（图2-3-2）。

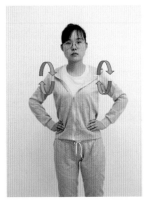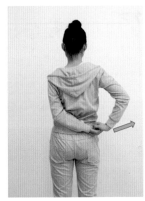

图2-3-2　叉腰摇肩和背后拉手

4. 前后摆锤　弯腰,手握拳自然下垂,做前摆后摆动作15～30次（图2-3-3）。

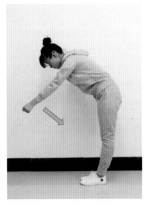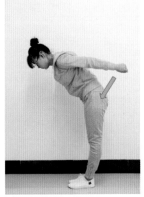

图2-3-3　前后摆锤

要注意，做上面的康复锻炼，不是运动越多越好，也不是幅度越大越好。有时运动过多，反而会加重软组织的损伤，加重病情；活动幅度过大，用蛮力试图将粘连处拉开，往往疼痛加剧，造成二次损伤。避免吊单杠，不推荐强力撕扯松解粘连，因这都会造成新的损伤，加重病情，影响康复。

所以我们的康复锻炼一定是适度的，全方位的，循序渐进的，持之以恒的，这样才能取得理想效果。

关于肩周炎大家要有正确的认识，要了解发病康复规律，有上升期、平台期、下降期之说，并不是治疗越早效果就一定越好，在上升期治疗的同时，疾病还在发展，这时候浮针可以缩短病程，提高生活质量。我们要知晓疾病的发展规律，不要见到症状加重就抱怨。还要注意的是肩周炎合并糖尿病时，病情会缠绵难愈。要控制好影响肌肉康复的基础疾病。

四、腰肌劳损

以腰痛为主要表现,人在一生的某个阶段都会患有腰痛,发病率高达38.6%,而腰痛绝大多数是腰肌劳损所致。以前,有些腰肌劳损治疗起来特别棘手,反复发作,迁延难愈,所以有句话叫"患者腰痛,医生头痛"。

(一)慢性腰肌劳损有哪些表现?

劳累加重,休息减轻的腰痛(图2-4-1)。

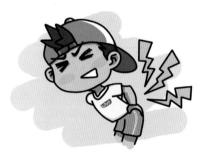

图2-4-1 慢性腰肌劳损

(二)慢性腰肌劳损的原因是什么?

原因参见下图(图2-4-2~图2-4-5)。

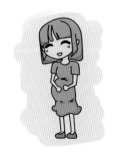

图 2-4-2　孕期易患

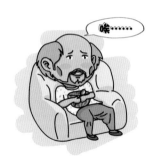

图 2-4-3　长时间坐姿不良

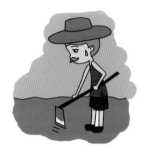

图 2-4-4　长时间弯腰劳动

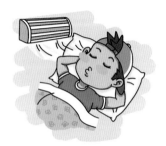

图 2-4-5　受凉

（三）慢性腰肌劳损如何做好预防与康复锻炼？

腰部肌肉的锻炼可以增强肌肉的力量和弹性，增加腰椎的稳定性，对于预防腰痛复发有明显作用。比较简单实用锻炼的方法如下：

1. *腰部回旋*　双脚与肩同宽站立，做腰部顺时针逆时针的回旋各 15～30 次，使腰部微微发热（图 2-4-6）。

2. *双拳叩腰*　双脚站立，握拳叩击腰部 15～30 次，使腰部微微发热（图 2-4-6）。

3. *腰部屈伸*　双手叉腰，前屈后伸腰部各 15～30 次，前屈角度要小，后伸角度要大，使腰部微微发热（图 2-4-7）。

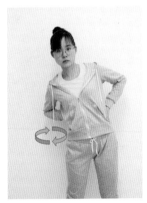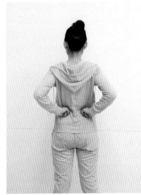

图2-4-6　腰部回旋和双拳叩腰

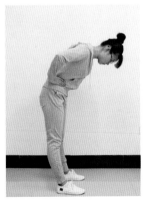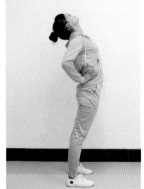

图2-4-7　腰部屈伸

劳损的康复锻炼要注意的是放松紧张肌肉，加强核心肌群。锻炼避免攀比，如散步量力而行，不要看别人朋友圈几万步就努力赶超，特别是长时间没有锻炼者，更要注意，不要贸然大量仰卧起坐、小燕飞。腰部肌肉锻炼推荐舒展性的动作为主，如伸懒腰，扩胸仰头等，八段锦适宜长期练习。

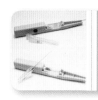

五、腰椎间盘突出症

以腰、臀、腿疼痛、麻木为主要临床表现。还可能会造成行走困难、大小便障碍甚至失禁等。严重影响患者的日常工作、生活、劳动，患者往往到处求医，甚至承受手术之苦，常反复治疗，苦不堪言。该病有年轻化的趋势。

（一）腰椎间盘突出症有哪些表现？

以上是腰椎间盘突出症常见的表现（图2-5-1），医师还要结合你的CT片或者核磁共振（MRI）片，才能确诊。但有一点要注意的是，CT片或MRI片提示腰椎间盘突出，不能等同于腰椎间盘突出症，即腰椎间盘突出 ≠ 腰椎间盘突出症，也就是说，腰椎间盘

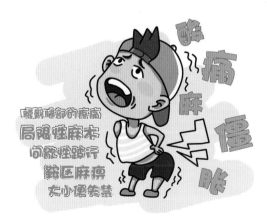

图2-5-1　腰椎间盘突出症

突出并不一定会有疼痛麻木的症状，只有存在腰腿臀部疼痛麻木的症状＋CT片或MRI片提示有腰椎间盘突出，我们才能诊断为：腰椎间盘突出症。

（二）造成腰椎间盘突出症的原因是什么？

人的腰椎间盘就像一个橡胶轮胎，会逐渐老化，人到20岁以后，腰椎间盘以及周围韧带开始退变，血供减少，水分减少，弹性韧性减低，长期受到某些牵拉和刺激，椎间盘内容物就突出来，进而导致腰椎间盘突出症。

1. 职业因素　重体力劳动及高强度劳动的人，容易罹患该病，如装修工、司机、农活劳动者、厨师、教师、科研人员、文职人员等，从事这些职业需要久坐久站或反复弯腰，很容易造成椎间盘的损伤。

2. 不良习惯和姿势　如长时间玩手机玩电脑，沉迷于打麻将、打牌，习惯跷二郎腿，躺着看手机看电视等。

3. 不注意腰部保暖　睡凉席、吹空调、吹风扇等，不注意腰部的保暖。

4. 自然老化　随着年龄的增长，自然老化的结果。

（三）腰椎间盘突出症的几个问题

我们在治疗腰椎间盘突出症的临床中，通常患者有几个认识上的问题，我们先和大家搞清楚这几个问题。

● 腰椎间盘突出症都要做手术吗？

腰椎间盘突出症通常先采取保守治疗，如针灸、推拿、牵引及我们的浮针等方法，对缓解症状往往都有比较好的效果。如果出现以下的情况，可以考虑手术治疗：① 会阴部皮肤麻痹，感觉减退；② 大小便障碍甚至失禁；③ 间歇性跛行。

● **突出的椎间盘是引起疼痛的直接原因吗?**

疼痛的直接原因是由于腰臀腿部的肌肉过用形成患肌,而引起疼痛。所以通常腰椎间盘突出症,用保守治疗的方法如推拿、针灸、针刀治疗都有效,这些治疗都没有处理到突出的椎间盘,而是处理椎间盘周边的肌肉,但依然有效果。同时,我们也见到有些腰椎间盘突出症的患者,做手术把椎间盘拿掉了,就以为万事大吉了,但手术后疼痛又复发了,也更能说明疼痛并不是腰椎间盘突出引起的。

● **突出的椎间盘能按回去吗?**

很多人想当然地认为:既然突出了,就把它给按回去呗。于是,就跑去复位了,椎间盘突出能按回去吗? 其实,各种正骨手法都不会把突出的椎间盘按回去(图2-5-2、图2-5-3)。

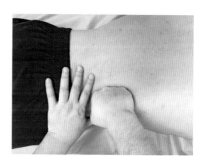

图2-5-2　正骨手法(一)

椎间盘是由外围的纤维环和里面的髓核组成,我们常说的椎间盘突出是指纤维环破裂后,髓核突出于纤维环。髓核是质软有弹性的物质,所以,根本就没法推。髓核突出到椎管里面,而椎管是个相对密闭的腔,不把椎管打开,髓核根本无法触及。况且,椎管后面还有骨性的棘突、肌腱、韧带、肌肉、脂肪层和皮肤,所以,谁要告诉您帮您把突出的椎间盘给推回去了,可能您就上当

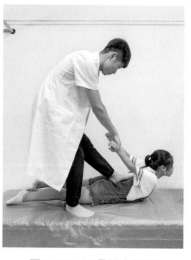

图2-5-3　正骨手法(二)

了。很简单的鉴别，按过或整过后复查CT或核磁就一目了然了。

所以，我们的患者朋友，搞清楚了这几个问题，建立一些新的认识，对于康复和治疗更有帮助。

（四）腰椎间盘突出症如何做好预防与康复锻炼？

腰部的康复锻炼，我们的患者朋友不能仅仅盯着医生的治疗，一定要改变一些不良的姿势和习惯，坚持做康复锻炼活动，对减轻腰椎间盘突出症的症状、巩固疗效、预防复发都有重要作用。

1. 注意休息及纠正不良习惯与姿势　休息非常重要，一定要避免劳累，纠正诱发腰椎间盘突出症的一些不良习惯和姿势，如不要躺在床上看电视、看手机，不要长时间看电脑。

2. 避免着凉和睡软硬适宜的床　避免长时间待在空调房里，不睡凉席，睡床不要过软过硬。

3. 保持正确捡物姿势　捡东西时以下蹲的姿势去捡。

4. 坚持合适的锻炼运动　腰椎间盘突出症的锻炼运动可以参考上面腰肌劳损的锻炼活动：腰部回旋、腰部屈伸、双拳叩腰，同时加做扶墙伸腰、踩拉筋斜板及压腿拉筋。这六个运动，可以选择其中的几个做，不用每个均做完，量力而行。

5. 扶墙伸腰　面对墙壁，双手扶墙，然后肘关节屈曲，胸部往墙靠，下巴抬起靠墙，做15～30次（图2-5-4）。

6. 踩拉筋斜板　上网买一块合适的拉筋斜板（价格不贵），在拉筋斜板的辅助下，保持站立挺拔，腰曲前凸起，有效拉伸大腿后侧、腰背部的肌肉，对改善腰腿痛症状有辅助作用。每天做2～3次，每次3～5分钟（图2-5-5）。

7. 压腿拉筋　可以站立位，患肢伸膝屈髋90°，下压大腿后面和内侧的筋肉，时间10～30秒钟，换姿势或休息一下。注意腰部

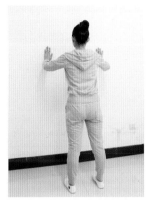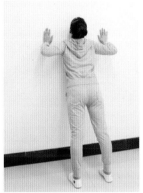

图2-5-4　扶墙伸腰

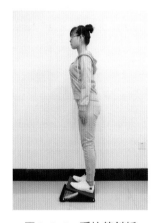

图2-5-5　踩拉筋斜板

要伸直,避免弯腰侧腰。

　　腰椎间盘突出症患者的康复锻炼要注意避免剪力运动、暴力运动,可以吊单杠,还可俯卧位,下腹部贴床,上肢支撑,逐渐仰头伸展脊柱。如果遇到疼痛就停止继续伸展,坚持10～30秒。还要注意的是避免长时间佩戴腰围和长时间卧床,这样不仅会影响局部的血液循环,还会导致腰腹部肌肉功能下降,加重病情。

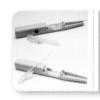

六、股骨头坏死

　　股骨头坏死又称为股骨头缺血性坏死,是由于各种原因导致股骨头出现缺血、坏死、塌陷,临床以髋关节疼痛、功能障碍为主要表现,后期通常造成患者下肢残疾,给患者的身体健康和工作生活带来严重的影响,这是一种难治病、疑难病,民间把它称为"不死的癌症"。

(一)股骨头坏死有哪些表现?

　　股骨头坏死早期在X线片通常不明显,不容易早期发现。如果发现腹股沟或大腿内侧深部疼痛,或者有髋关节僵硬、屈伸不利、下蹲困难、不能跷二郎腿等症状,应及时到医院做CT或MRI等相关检查,从而能够早期发现(图2-6-1)。

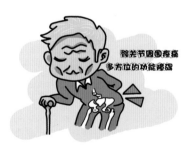

图2-6-1　股骨头坏死

(二)造成股骨头坏死的原因是什么?

　　原因参见下图(图2-6-2～图2-6-5)。

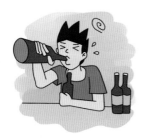

图2-6-2　酗酒

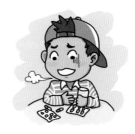

图2-6-3　服用激素

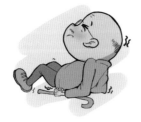

图2-6-4　股骨颈骨折

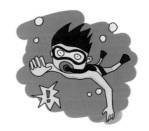

图2-6-5　潜水病

（三）股骨头坏死如何做好预防与康复锻炼？

经过近几年的大量临床发现，浮针疗法对股骨头坏死的治疗预后常常与股骨头坏死的分期没有太大关系，一般效果都会很好，只有伴随活动期强直性脊柱炎和先天性髋关节发育不良的效果会差一些。但该病治疗的时间周期会比较长，所以我们要有打持久战的准备，一旦出现疼痛，就要处理引起疼痛的患肌，改善局部血供，并持之以恒。一般4～6个月就会发现骨小梁、关节面和关节间隙等有改善。

但我们也要明白，原来已经坏死塌陷了的股骨头不能够光滑如初，我们治疗的目标是阻止坏死塌陷的进展，恢复髋关节功能活动，减轻疼痛，努力不影响我们的生活。

为了获得良好的治疗效果，我们还需要做好以下的预防和康复措施。

1. **保暖及戒烟酒、激素类药物** 平时注意保暖,戒烟戒酒,禁用激素类药物。

2. **加强髋关节自我保护** 一定要加强髋关节的自我保护意识,避免髋关节受伤,避免负重。

3. **不要长时间地站立或行走** 每次走路不要超过500~1000米,切记每行走500米停下来休息一会,不要持续性地行走。

4. **仰卧蹬车** 仰卧位,两腿在空中做蹬自行车的动作,每回蹬3~5圈,每回2~3次,做完一组,休息一会,再做下一组,锻炼时间3~8分钟,量力而行,循序渐进。该运动锻炼髋部肌肉,以加强局部血供(图2-6-6)。

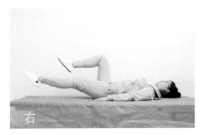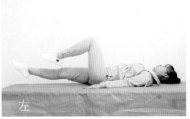

图2-6-6 仰卧蹬车

5. **侧卧展腿** 侧卧位,伸直下肢外展30°~45°,每次坚持5~10秒,每组3~5次,中间休息两三分钟,做3~5组(图2-6-7)。

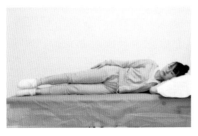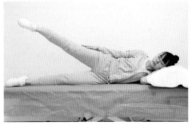

图2-6-7 侧卧展腿

6. **弹力带拉伸**　上网买一条"8"字弹力带,套在两小腿的上端,用力打开两小腿,拉开弹力带,然后再缓慢内收复原小腿,可以锻炼大腿内收、外展肌群,以加强局部血液循环(图2-6-8)。

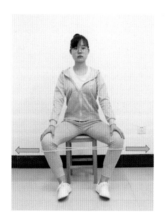

图2-6-8　弹力带拉伸

7. **症状严重者的锻炼**　通过活动踝关节(跖屈、背伸、内旋、外旋)间接地锻炼与髋关节相关的肌肉。

股骨头坏死患者要注意合理用拐,减轻体重。锻炼以不负重的活动为佳,避免劳累损伤。

七、慢性膝关节痛

　　膝关节是人体关节中结构最复杂的关节，是人体负重大、运动多的关节，由于长期承受人体的大部分重量，创伤及累积性的慢性损伤发生率高，因而导致慢性膝关节痛，在临床上也成为难治的常见病。

　　临床上对慢性膝关节痛有很多种诊断，如膝关节创伤后遗症、髌下脂肪垫劳损、老年性膝关节炎、半月板损伤、交叉韧带损伤、膝关节骨性关节炎、膝关节滑囊炎、髌骨软化症等。但绝大部分造成慢性膝关节疼痛的原因也是患肌。

　　（一）慢性膝关节痛有哪些表现？

　　表现参见下图（图2-7-1）。

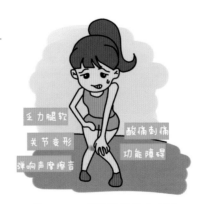

图2-7-1　慢性膝关节痛表现

（二）造成慢性膝关节痛的原因是什么？

原因参见下图（图2-7-2～图2-7-5）。

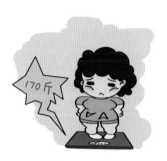

图2-7-2　偏胖

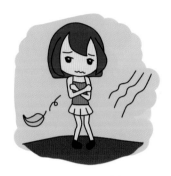

图2-7-3　受凉

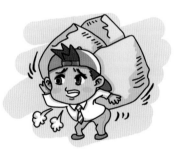

图2-7-4　过劳

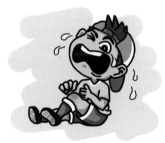

图2-7-5　外伤

（三）慢性膝关节痛如何做好预防与康复锻炼？

慢性膝关节痛要做好以下的预防和康复措施：

1. 注意休息和避免膝关节过度活动　一定得注意休息，避免膝关节过度活动，如减少散步行走、上下楼、爬山等活动。

2. 避免负重和不打太极拳　不要搬重物、挑东西，不穿高跟鞋。如果肥胖的话,进行节食减肥,从而减轻膝关节的负重力和磨损。另外有一点,建议不要打太极拳,打太极拳某些动作使膝盖处于半蹲半屈位,无形中增加了膝关节周围肌肉的损伤。

3. 注意膝盖的保暖　不穿裙子穿长裤,热天也不要用冷水冲澡,避免吹空调。

4. 坐位蹬车　坐位,小腿自然垂直于地面,然后抬膝盖,以膝盖为中心,做踩自行车的屈伸动作。每次锻炼3～8分钟。(图2-7-6)

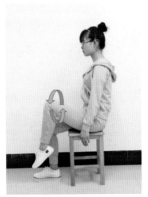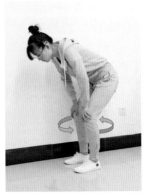

图2-7-6　坐位蹬车和回旋摇膝

5. 回旋摇膝　双脚并拢站立,弯腰,双手扶在膝盖处,膝盖微屈,做顺时针逆时针的回旋动作。每次锻炼3～8分钟。

6. 坐位滚瓶　坐位,脚下放置啤酒瓶,双脚同时屈伸膝关节滚动脚下瓶子,以增强膝关节周围肌肉的功能,特别是股四头肌。

膝关节的康复锻炼在不负重下最好,如骑自行车、滚酒瓶。膝关节病患者也要减重增力。

八、踝关节扭伤

踝关节是临床上最容易扭伤的部位,占全身关节扭伤的80%以上。踝关节扭伤可分为:急性踝关节扭伤和陈旧性裸关节扭伤。

（一）踝关节扭伤有哪些表现?

1. 急性踝关节扭伤　多因在不平的路上行走,或上下台阶不慎失足、踏空,或在运动奔跑中与他人争夺过程中崴脚等,引起足踝部内翻或外翻,踝部出现肿胀、疼痛,内踝或外踝的前下方有明显触痛,严重的可出现皮肤瘀斑,需排除是否有骨折、脱位或韧带撕裂(图2-8-1、图2-8-2)。

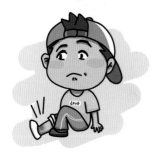

图2-8-1　踝关节扭伤

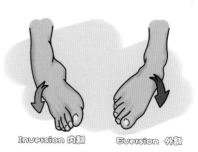

图2-8-2　足内翻与外翻

2. 陈旧性踝关节扭伤　多表现为踝关节侧面疼痛,长时间隐痛、钝痛、酸痛、酸胀,以外侧居多,关节僵硬,逢阴雨天气或久行后症状加重；行走不稳定，踝关节弥漫性轻微肿胀，局部触痛，踝关节有不同程度的功能受限，并容易发生习惯性踝关节扭伤。

（二）踝关节扭伤如何做好预防与康复锻炼？

急性踝关节扭伤，在扭伤发生的24小时内，我们建议不要用浮针治疗，可以让患者在家里抬高脚面冰敷，肿胀严重时可扎弹性绷带，减少进一步渗出的可能（图2-8-3、图2-8-4）。

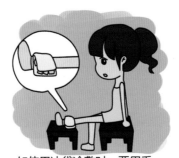

如使用冰袋冷敷时，要用毛
巾包裹冰袋，以免冻伤皮肤

图2-8-3　冰敷

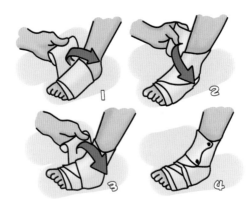

图2-8-4　肿胀严重可扎弹性绷带

对于本病，我们还要做好以下的预防和康复锻炼措施：

1. 在运动前先做全身热身运动，因局部关节僵硬容易导致扭伤。

2. 通常扭伤可在两周左右恢复，两周内尽量减少走路，从而有利于恢复。

3. 如经常发生踝关节扭伤，可用护踝固定踝关节。

4. 发病早期，可以多做脚踝的屈伸运动。如两周后还感觉踝关节不灵活，可以踩啤酒瓶，把啤酒瓶放在地上，然后把患踝足底踩在上面，做前后来回的滚动，每次练习10分钟左右，每天1～2次。（图2-8-5）

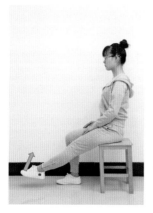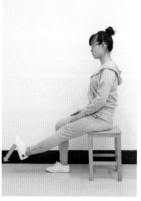

图2-8-5　脚踝屈伸

九、慢性胃炎

慢性胃炎是指各种原因引起的胃黏膜炎症,是一种很常见的病,它的发病率在各种胃病中居第一位,差不多有80%的人在一生中,都会患有慢性胃炎史。通过胃镜等相关检查,慢性胃炎通常分为浅表性胃炎、糜烂性胃炎和萎缩性胃炎三大类。这3种胃炎可以单独存在,也可以同时出现。

(一)慢性胃炎有哪些表现?

本病进展缓慢,反复发作,随着年龄增长发病率不断增加。部分患者在体检时发现,没有任何症状,多数患者有不同程度的消化不良症状。

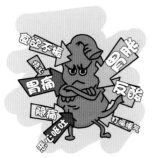

图2-9-1 慢性胃炎

患者经常有持续性或间歇性的上腹部胀闷不适,或有隐痛、食欲不振、恶心呕吐、打嗝嗳气、反酸水、烧心等症状。不适症状也通常和情绪有关,患者情绪异常时,如生气发怒、思虑过多、郁闷忧郁时,容易产生症状(图2-9-1)。

(二)造成慢性胃炎的原因是什么?

原因参见下图(图2-9-2、图2-9-3)。

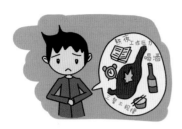 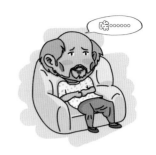

图 2-9-2 生活不规律　　　　图 2-9-3 长期坐姿不良或情绪低落

（三）慢性胃炎如何做好预防与康复锻炼?

临床上浮针对治疗慢性胃炎效果很好。另外,胃肠道的相关疾病,如早期的消化道溃疡、胃下垂出现类似的症状,都可以参照慢性胃炎的浮针治疗方法治疗。

对于本病,我们还要做好以下的预防和康复锻炼措施。

1. 生活调养　慢性胃炎三分靠治疗七分靠调养,得十分注重生活的调养。

2. 幽门螺杆菌感染的治疗　慢性胃炎如有幽门螺杆菌感染,浮针治疗的同时要配合使用口服抗生素。

3. 去除病因　做到规律进餐,定时定量,细嚼慢咽,吃到七八分饱即可。戒烟,戒酒,不喝浓茶、咖啡,避免服用对胃有刺激性的药物,纠正暴饮暴食等不良饮食习惯。

4. 饮食适宜　饮食中食物以细软、清淡、温暖、少盐、易消化、无刺激性为宜,少吃零食,避免过热过冷、酸辣、过硬的食物。

5. 劳逸结合　注意劳逸结合,不要过度劳累,切忌久坐或坐姿不良。

6. 体育锻炼　适当进行体育锻炼,加强腹肌的锻炼,增强胃肠蠕动。

7. **摩腹** 于早晨起床前或晚睡前，站立或平卧，双手搓热，置于脐周腹部，做顺逆时针摩腹，至腹部皮肤微微发热。每次做3～8分钟。（图2-9-4）

8. **用背撞树** 以平肩胛骨下角的脊柱附近的肌肉，适度、有节律地撞击树木，可以松解刺激胃肠部的邻近肌肉，调节胃肠功能。每次撞树5～10分钟。（图2-9-4）

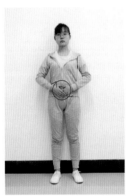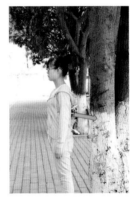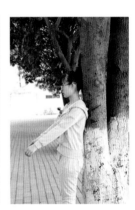

图2-9-4 摩腹和用背撞树

9. **半身俯卧撑** 俯卧床上，下肢不离开床面，做上半身的俯卧撑，锻炼胃肠邻近的腹部、腰背部的肌肉。每次做2～3分钟。（图2-9-5）

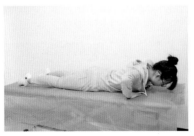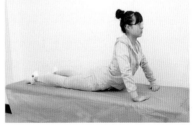

图2-9-5 半身俯卧撑

十、习惯性便秘

习惯性便秘是指反复发生的排便困难或费力、排便不畅、排便次数减少、粪便干结量少的一类疾病,是一种长期的、慢性的疾病,老年人更为多见。长期便秘,体内毒素不能及时排除,可诱发炎症、肿瘤等疾病,特别是患有心脑血管疾病的患者,排便时憋气用力,满面通红,容易诱发心绞痛、心肌梗死、脑出血等严重问题,严重影响人的生活质量及生命安全。所以,我们绝对不能忽视便秘带来的危害,应该及时有效地治疗。(图2-10-1)

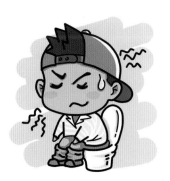

图2-10-1 习惯性便秘

（一）习惯性便秘有哪些表现?

表现参见下图(图2-10-2)。

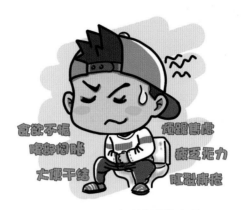

图2-10-2　习惯性便秘的表现

（二）造成习惯性便秘的原因是什么？

1. 缺乏运动　多见于长期久坐的人群。

2. 长期不良情绪　思虑过多、焦虑不安、郁闷生气，日久容易造成大便干结、腹胀腹痛等症状。

3. 饮食不当　饮食过于精细，水分、油脂、粗纤维摄入过少，喜欢吃辛辣食物，容易导致大便形成减少、粪质干燥，进而导致便秘。

（三）习惯性便秘如何做好预防与康复锻炼？

浮针治疗的便秘为功能性便秘，对于器质性病变引起的便秘如肿瘤、炎症性肠病、直肠黏膜脱垂、肠梗阻等疾病引起的便秘，并非浮针疗法所宜。所以我们的患者朋友要经过相关检查，没有发现有器质性的病变，再进行浮针治疗。

对于本病，我们要做好以下的预防和康复锻炼措施（图2-10-3～图2-10-6）：

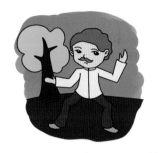
图2-10-3 生活规律,加强锻炼

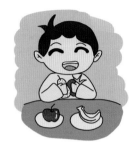
图2-10-4 多吃蔬菜水果、粗纤维食物

1. 仰卧摩腹 每晚睡前、早晨起床前,用手掌顺时针在脐周摩揉肚子,以小肚子微微发热为度。

2. 仰卧屈腿 仰卧双下肢伸直抬起30°左右,坚持5～10秒然后放下,做5～10次,觉得累了可以休息一会儿再继续做。

3. 仰卧起身 仰卧下肢平直,上身慢慢抬起45°左右,坚持5～10秒然后放下,做5～10次,觉得累了可休息一会儿再继续做。

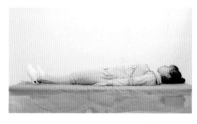
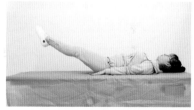
图2-10-5 仰卧屈腿

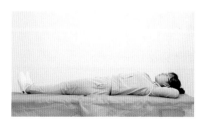
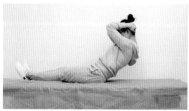
图2-10-6 仰卧起身

十一、慢性咳嗽

慢性咳嗽是指长时间的咳嗽，无痰或少痰，通常遇到天气转冷或劳累后加重，胸部X线拍照无明显异常，反复使用抗生素、化痰止咳药效果不明显的咳嗽。慢性咳嗽时间短的几个星期，时间长的达数十年，没有明确诊断，反复用药效果不佳，治疗棘手，通常被认为是疑难杂症，引起慢性咳嗽的原因很多，常见的有感冒后咳嗽、变异性哮喘、胃食管反流、鼻后滴漏综合征等。

（一）慢性咳嗽有哪些表现？

表现参见下图（图2-11-1）。

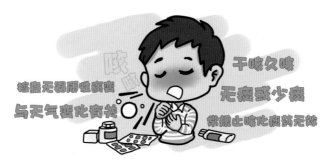

图2-11-1　慢性咳嗽

（二）造成慢性咳嗽的原因是什么？

胸廓周围或者气管、咽喉周围的肌肉因长时间的刺激或劳累，形成患肌。紧张的患肌刺激胸壁或气管而导致咳嗽。而长期的咳嗽也可能形成患肌,由此进入一个恶性循环。

（三）慢性咳嗽如何做好预防与康复锻炼?

1. 保持正确坐姿　注意坐姿,改变长期低头的工作生活习惯。

2. 注意食物　少食生冷食物。

3. 保暖与锻炼　患者遇冷空气,或在空调房间易引发咳嗽,应注意保暖,嘱其加强体育锻炼,适应季节转换及天气变化。

4. 戒烟酒及远离粉尘　戒除吸烟嗜好,远离粉尘污染的环境。

5. 拉伸胸大肌　站在门框外,两脚前后工字步,屈肘外展搭在门框上,上臂与门框约145°,然后身体前倾,感觉到胸部肌肉紧绷,坚持5～10秒后身体复原放松,做5～10次（图2-11-2）。

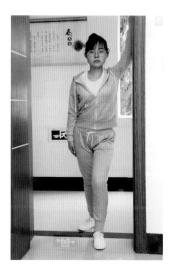

图2-11-2　拉伸胸大肌

6. 拉伸胸锁乳突肌　两手掌叠加交叉放在胸骨柄处,拉伸左边则头往右斜上看,叠加的两手往胸骨柄左侧稍微移动,感觉到左侧颈部肌肉紧绷;拉伸右边则头往左斜上看,叠加的两手往胸骨柄右侧稍微移动,感觉到右侧颈部肌肉紧绷。每次坚持5～10秒,做5～10次。(图2-11-3)

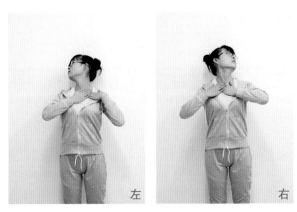

图2-11-3　拉伸胸锁乳突肌

十二、乳腺增生

乳腺增生是女性最常见的乳房疾病,其发病率占乳腺疾病的首位。由于本病病程长,易于复发,严重地危害到女性的身心健康,乳腺增生和乳腺癌的关系不明确,有报道称2%~3%的乳腺增生可能会发展为乳腺癌,是乳腺癌的高危因素之一。因此我们应予以高度重视,应做定期检查和尽早治疗。

(一)乳腺增生有哪些表现?

乳腺增生症虽然是一种非肿瘤性疾病,但部分早期乳腺癌无明显症状,容易与乳腺增生症混淆,造成漏诊误诊,因此建议做B超及钼靶定期检查(图2-12-1)。

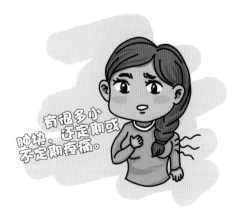

图2-12-1　乳腺增生

（二）造成乳腺增生的原因是什么？

1. 与精神情绪有关　现代人普遍压力较大，容易出现生气、发怒、紧张、焦虑、抑郁等不良情绪。

2. 与肌肉过劳有关　避免乳房周围肌肉过劳，不要长期一个姿势玩手机等。

（三）乳腺增生如何做好预防与康复锻炼？

对于本病，我们要做好以下的预防和康复锻炼措施。

1. 保持良好心态　女性朋友要注意保持良好心态，稳定情绪，学会自我放松方法，用积极乐观的心态面对生活，劳逸结合，有张有弛，有助于内分泌的稳定，避免乳腺增生的发生。

2. 乳房自查和定期体检　女性朋友应在月经一周后进行乳房自查，观察乳头有无溢液，触摸有无肿块。此外女性朋友年龄到了35岁，建议每年定期体检，注意关注乳房健康，常规做乳房触诊、乳房B超、钼靶等检查，从而做到早发现、早诊断、早治疗。

3. 乳房周围肌肉锻炼　加强乳房周围肌肉的锻炼。

4. 拉伸胸小肌　背靠床沿，膝盖半屈，屈肘，两掌根搭在床边，用两掌根支撑身体，身体下沉，感觉肩前胸部肌肉紧绷时，坚持5～10秒，然后起身复原，做5～10次（图2-12-2）。

5. 拉伸竖脊肌上段（图2-12-3）。

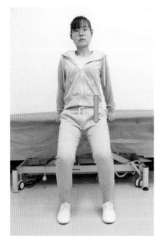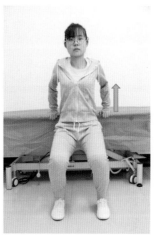

图 2-12-2 拉伸胸小肌

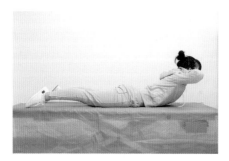

图 2-12-3 拉伸竖脊肌上段

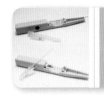

附

　　我们的患者朋友，如果想进一步了解浮针，了解更多浮针治疗的具体病例，可以通过以下几种方式，获取更多资讯（附图1、附图2）：

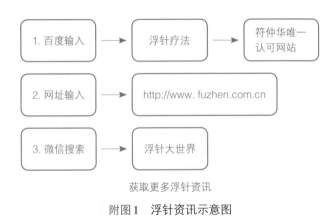

| 1. 百度输入 | → | 浮针疗法 | → | 符仲华唯一认可网站 |

| 2. 网址输入 | → | http://www.fuzhen.com.cn |

| 3. 微信搜索 | → | 浮针大世界 |

获取更多浮针资讯

附图1　浮针资讯示意图

或直接微信扫描：

浮针大世界 微信公众平台

附图2　浮针大世界微信公众平台